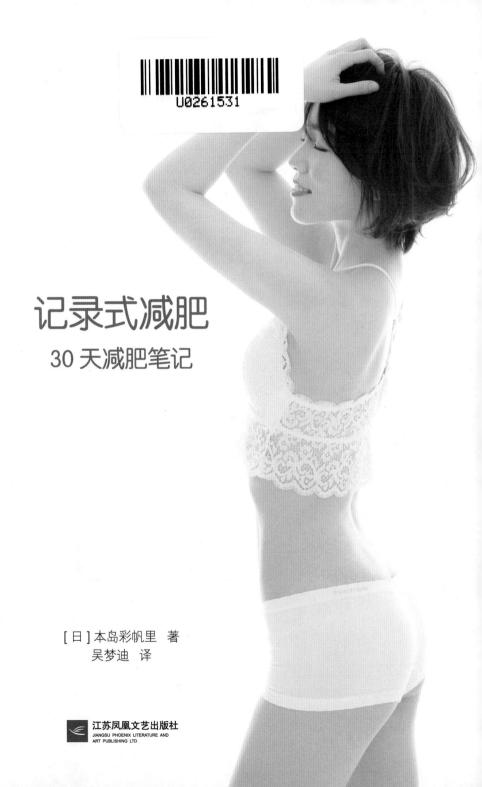

U0261531

# 记录式减肥

## 30 天减肥笔记

[日] 本岛彩帆里　著

吴梦迪　译

江苏凤凰文艺出版社

JIANGSU PHOENIX LITERATURE AND
ART PUBLISHING LTD

# 目　录

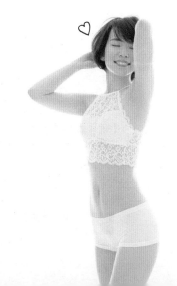

# 前　言

大家好，我是本岛彩帆里。

出这本书的契机是我第一部作品《记录式减肥：戒掉发胖的习惯》中介绍的"饮食记录表"和"目标表"给了我灵感。

"实践之后，以肉眼可见的速度瘦了！""找到了自己的发胖习惯！"我收到了很多这样的反馈。为了满足各位读者"希望装订成册"的要求，我完成了这本使用起来更为简单的升级版减肥笔记。

发胖习惯往往是瘦不了的罪魁祸首，而且自己很难发现。

这本笔记不是单纯的笔记本，里面还介绍了很多方法，帮助你发现自己的发胖习惯，并将其转变为吃了也能瘦的好习惯。

愿你能享受减肥的过程，并感受到真切的效果。

我想传达的不单单是减轻体重的饮食方法，而是让你五年后、十年后依旧能够保持美丽动人的健康易瘦饮食法。

减肥过程中，最重要的不是每天付出 100% 的努力，而是一点一点坚持下去。

在进行产后减肥时，我切身感受到了："即便有不顺利的时候，只要意识常在，身体就会给予回馈。"

过去减肥时，我也想过"要是有这样的笔记就好了"，而今，这本笔记实现了我当时的愿望。

请通过记录直面自己，为了未来的自己，实践能够变美的减肥法。

## \ 我的减肥日记 /

Before　[上半身]　After　　　　Before　[下半身]　After

3

# 什么是发胖习惯

　　思维习惯、行为习惯、选择习惯等累积在一起，就会导致肥胖，也是努力了却瘦不下来的罪魁祸首。

　　从根本上改变潜藏在日常生活中的发胖习惯，才是减肥成功并且今后也一直保持美丽的捷径。

　　以下这些项目，你符合多少项呢？

### 饮食方法

☐ 认为节食能减肥
☐ 用餐时经常一心两用
☐ 用餐速度比别人快
☐ 觉得剩菜剩饭很浪费
☐ 用甜食犒劳自己
☐ 喜欢甜饮料

### 选择方法

☐ 经常食用偏白色的食物
☐ 经常选择盖饭、咖喱、意面、乌冬面等单点类菜品
☐ 在便利店或超市，逛零食区、面包区已成为惯例
☐ 购物时不看商品的成分表
☐ 饮食只关注热量标识
☐ 餐后不吃甜品就心神不定

### 零食

☐ 想吃零食，所以正餐减量
☐ 虽然心里明白，但就是戒不掉甜食
☐ 非常喜欢巧克力等西式甜点
☐ 如果是零热量的零食或饮料，就肆无忌惮地吃
☐ 家或公司里有零食柜

### 生活

☐ 超过一个礼拜没有称体重了
☐ 多数时候仅冲澡，不泡澡
☐ 总是穿宽松的衣服
☐ 每天晚上 12 点后睡觉
☐ 日常生活中，步行的时间很少

### 心理

☐ 口头禅是"明天开始努力"
☐ 为自己找很多做不到的理由
☐ 如果不立马见效，就闷闷不乐
☐ 靠吃缓解压力
☐ 认为减肥必须靠"努力"才能成功

　　如果有符合你的项目，那它就是你的发胖习惯。
　　改善发胖习惯才是减肥的捷径。

※ 如果想具体了解各项目的改善方法，请阅览《记录式减肥：戒掉发胖的习惯》。

# 现在的你

切身感受自己的变化，是维持减肥动力的诀窍。
请先记录下现在的你吧。

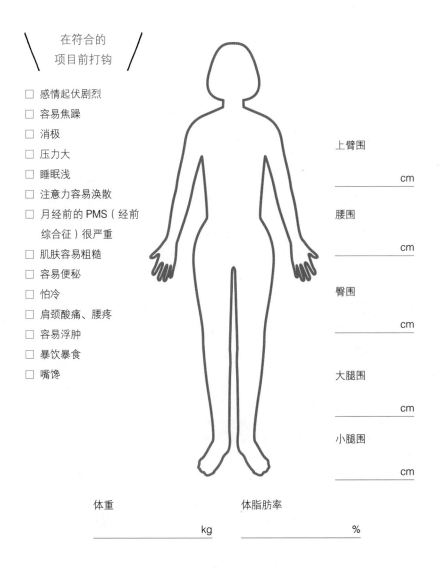

在符合的
项目前打钩

- ☐ 感情起伏剧烈
- ☐ 容易焦躁
- ☐ 消极
- ☐ 压力大
- ☐ 睡眠浅
- ☐ 注意力容易涣散
- ☐ 月经前的PMS（经前
  综合征）很严重
- ☐ 肌肤容易粗糙
- ☐ 容易便秘
- ☐ 怕冷
- ☐ 肩颈酸痛、腰疼
- ☐ 容易浮肿
- ☐ 暴饮暴食
- ☐ 嘴馋

上臂围

_____ cm

腰围

_____ cm

臀围

_____ cm

大腿围

_____ cm

小腿围

_____ cm

体重

_____ kg

体脂肪率

_____ %

5

# 吃美容食物吧

美容食物是指食用后会变美的食物。

这些食物中，有的可以转化为身体的原材料，有的可以促进代谢，有的具有抗氧化作用。

所以，请记得每天都食用，有助于身体由内而外地变美。

## 蛋白质

蛋白质是肌肉、头发、指甲的组成成分，也是提高代谢能力不可或缺的营养成分。所以让人变得健康、年轻的减肥也离不开它。可以从各种各样的食物中摄取蛋白质，来维持营养平衡。其中，从动物性食品中摄取的蛋白质更容易被人体吸收，所以建议尽量生吃，而且生吃还能同时摄取酵素。黄豆中也含有蛋白质，但需要注意的是，应从发酵的黄豆中摄取。至于鸡蛋，则是家里的常备食材，处理起来也非常简单，可以做成各种菜肴。

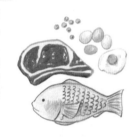

例：肉、鱼、鸡蛋、黄豆等。

## 颜色深的蔬菜

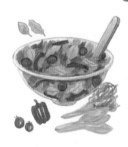

颜色深的蔬菜具有很强的抗氧化性。其中，深绿色的叶菜类蔬菜（芝麻菜、菠菜、小油菜、茼蒿等）还具有很强的排毒效果，和优质油（参考 P9）一起食用，可以使人体对矿物质及抗氧化物质的吸收率提升 2.5~15 倍。

叶菜类蔬菜以外的蔬菜：青椒、西红柿、秋葵、韭菜、西兰花、扁豆、绿紫苏叶、萝卜苗等。

## 根菜类蔬菜（除薯类以外）

根菜类蔬菜大多具有温暖身体、促进排泄以及美肤的效果，营养价值非常高。其中尤其值得一提的是，这类蔬菜含有丰富的食物纤维，能调节肠道环境，促进排便。而且，口感也不错。

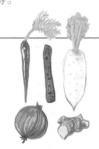

例：牛蒡、白萝卜、胡萝卜、洋葱、生姜、芜菁、小萝卜、莲藕、甜菜等。

两者都含有丰富的食物纤维和矿物质，且都是为数不多的碱性食品。代谢需要矿物质，所以，当矿物质不足时，体内的循环就会变差，身体容易疲劳，甚至出现发育不良。矿物质无法在体内生成，所以请积极地摄取这一类食品，这同时也是为了防止身体被氧化。

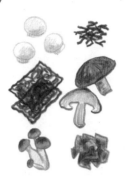

例: 菌菇类: 口蘑、鸡腿菇、香菇、朴蕈、金针菇、松伞蘑、
　　　　 灰树花、黑木耳等。
例: 海藻: 裙带菜、海带、海苔、海蕴、羊栖菜、海莴苣等。

# 把衰老食物当做嗜好品

衰老食物是指有可能导致身体氧化或引发炎症的食品。这种食品会给身体造成负担，让身体容易发胖。

所以，请把它们当做嗜好品，好好相处。可以尽量减少摄入，也可以用其他食品替代。

| | |
|---|---|
| 油炸食品 | 油炸食品容易造成赘肉。特别是超市里的便当，或者外面餐厅的饭菜。很多时候，他们用来油炸的油都是反复用过好几回的劣质油，会导致身体被氧化。 |
| 面包、面类 | 精制的小麦粉会让血糖值急剧地上下起伏。在反作用下，身体开始渴求糖分。不仅如此，燃脂效果也会降低。另外，这类食品的盐分含量大多很高，所以还会造成浮肿。 |
| 零食、甜饮料 | 大多数会在身体内分解成糖分和油脂。营养价值很低，所以在体内无法代谢，只能囤积起来。 |
| 即食食品、加工肉 | 这类食品含有很多盐分和添加剂。为了将其分解，或排出体外，身体会动用维生素和矿物质，从而导致代谢能力下降。大多数添加剂都会给身体造成负担，所以建议在购买时，先确认一下原材料，看看食品中添加了什么成分。 |
| 酒类 | 肝脏会倾全力解毒。所以原本用于促进代谢的力量，就会被转到解毒上，导致代谢功能下降。下酒菜的选择也需注意。 |

# 如何与米饭(碳水化合物)打交道

为了更好地获取米饭（碳水化合物）中丰富的食物纤维以及饱腹感，我会尽量避免以白米饭的形式食用。

我特别要推荐的是被称为"完美食物"的糙米。糙米的米糠部分含有丰富的维生素、食物纤维、矿物质等营养成分，所以能够促进代谢糖分，是减肥之友。直接煮会对消化造成负担，所以建议先在水中浸泡8小时以上，或先在平底锅内干煎至发出"噼里啪啦"的声音，然后再煮。另外，糙米上容易残留农药，所以购买时请务必选择无农药的糙米。

离不开白米饭的人，可以在白米中加入糙米或杂粮，弥补白米在精制时失去的营养成分，促进代谢。如果家人只吃白米，那就只为自己准备糙米或杂粮米，然后分盒装起来，放入冰箱冷冻。

推荐的杂粮

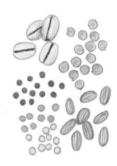

糙米、麦片、糯麦、混合杂粮、藜麦、籽粒苋、苔麸等。

米饭被分解之后会变成糖分（即能量），所以吃太多会发胖。如果减少米饭的量后得不到饱腹感，可以补充富含食物纤维的根菜类蔬菜（除薯类以外）。不仅可以让肚子不容易饿，还能补充营养成分，提高代谢能力。

盲目地限制糖分，可能会导致头脑呆滞、停经、代谢能力下降、易发胖等后果，非常危险。如果要限制糖分，请先学习正确的知识，并摄取充足的蛋白质和脂质。

# 如何与油脂打交道

"脂质是减肥的敌人"，这种说法已经过时了。

只要使用得当，它也会成为减肥和美容的强大后援。

优质油具有抑制体内炎症、支持代谢的功效。

脂质还是构成身体的细胞膜和激素的组成成分，还和肌肤的滋润度密不可分。

我按照用途整理了推荐使用的油和食品。请务必积极地摄取。

### 炒菜油

黄油、牛油果油、芝麻油、椰子油

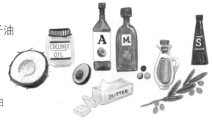

### 沙拉

澳洲坚果油、橄榄油、牛油果油

### 正餐或茶点时间摄取的东西 （参考 P37）

牛油果（1天半个左右）、青鱼、核桃、印加果、奇亚籽、大麻籽（大麻的果实）、荏子等。

相反，有些油要尽可能地少摄取。

色拉油、植物性油脂、人造黄油、酥油、植物性奶油等不仅会导致发胖，还会加速身体的老化。它们经常被用作调味汁的原材料，所以请尽量将调味汁换成优质油。

人造黄油、酥油、植物性奶油是自然界中不存在的人造油，在加工、精制的过程中会产生反式脂肪酸。据说反式脂肪酸可能会引发脑梗塞和心脏病，在国外一些地方甚至被禁止销售。可见这是一种非常危险的油。

使用这些油脂制作的面包、蛋糕等西式点心、油炸食品等也存在风险，所以请养成确认原材料表的习惯。

**Day 1**

早上

打开代谢开关的早饭

早上从 VegePowerPlus+（青汁）开始。早饭中不能缺少蛋白质和优质脂质。为讨厌蔬菜的儿子做的煎蛋卷中，我通常会加入很多蔬菜。

# 我的饮食日记

介绍一下我一天的饮食。

很多人对减肥的印象是"不能吃"，但是，只有营养均衡的饮食，才能促进代谢，打造易瘦的身体。早饭、午饭、晚饭补充不到的营养成分，建议在茶点时间补充。

中午

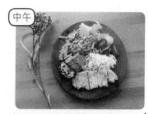

沙丁鱼是常备食物

冰箱中常备万能配菜沙丁鱼。可以搭配沙拉、鸡蛋、米饭。补钙的话，沙丁鱼比牛奶效果更佳。

晚上

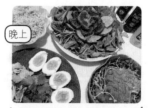

嫌麻烦时的晚饭

想偷懒的时候就只是煎烤一下！每一道菜都很简单，只需煎烤或切片。调味用的是优质盐。水煮鸡蛋我会一次性煮很多，然后作为常备食物存放起来。只是把盐换成优质盐，食材就会一下子美味很多！主食是煮藜麦。

## Day 2

早上

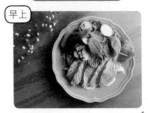

三文鱼是美容之友

生鱼片是美容的好朋友！除了直接吃以外，还可以搭配调味汁食用，或做成沙拉。早饭一般都比较简单。

中午

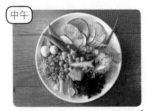

让身体愉悦的沙拉拼盘

在外面的餐厅摄取充足的蔬菜和海藻。其魅力就在于种类丰富以及可以自己定制。图片上没有，但其实是搭配猪排的套餐。所以还能补充蛋白质。在外面吃午饭时，我一般会选择蔬菜和煎烤的肉类。

晚上

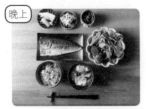

搭配了很多绿色蔬菜的
青花鱼套餐

我也经常吃青花鱼。米饭使用的是糙米，再配以经常做的蔬菜，所以营养十分均衡。沙拉使用的是嫩叶蔬菜。

## Day 3

早上

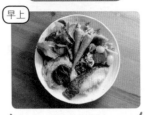

积极使用黄油

我以前会在早上摄取大量的糖分，后果就是白天犯困，工作效率降低。今天早上，我做了芝士蛋卷和黄油烤鱼。在鳕鱼上抹上米粉，再用黄油煎烤。如果家里有小麦粉，我会忍不住使用，所以不买小麦粉。

中午

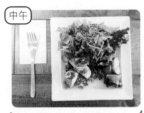

调味汁另装

这一天也是在外面吃。在餐厅点的沙拉，一般都会淋上调味汁。所以我经常让店员把调味汁单独放在其他碟子里。这一天我点了藜麦和搭配紫苏的烤三文鱼。

晚上

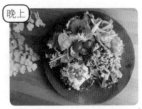

简简单单的单盘料理

全都放在一个盘子上，食材的颜色和整体的营养平衡都一目了然。日式汉堡肉饼，搭配大量的萝卜泥。拌小油菜是简单的常备菜。

11

## 目标表的填写方法

将理想中的体形和数值写下来，有助于明确目标，维持动力。
请填写到在 19 页的"目标表"中吧。

**最终目标**

定下具体的数值、期限和目标，有利于提高减肥动力。

**Now**

为了重新了解现在的自己，也为了切身感受变化，维持动力，留下数字是非常重要的。

**从现在开始想改变的发胖习惯**

列出自己已经意识到的发胖习惯。不知道的人请参考《记录式减肥：戒掉发胖的习惯》。

**努力了两周的犒赏**

想想除了饮食以外，还可以怎么犒赏自己。建议选择让自己更加美丽的物品。

**压力缓解法**

压力容易造成暴饮暴食。请重视放松身心、释放压力的时间。

**提高动力的方法**

为了防止三天打鱼两天晒网，请思考一下如何让自己恢复斗志。

---

目标表 （申 填写方法参考 P12）

**最终目标**

| 体重 | | 体脂肪率 | |
|---|---|---|---|
| **46** | kg | **20** | % |

○ 到什么时候为止？
到 X 月 X 日为止

○ 想有怎样的变化？
想要提拉臀部线条，瘦大腿。

○ 想要做什么？
夏天穿着短裤和 XX 一起去海边。

**Now**　体重 **66** kg　体脂肪率 **32** %

| 上臂围 | 腰围 | 臀围 | 大腿围 | 小腿围 |
|---|---|---|---|---|
| 28 cm | 74 cm | 102 cm | 59 cm | 34 cm |

**从现在开始想改变的发胖习惯**
· 戒掉用餐时一心两用
· 查看原材料
· 不再用甜食犒劳自己
· 刷牙时做运动
· 甜饮料一周控制在 1~2 次
· 不要经常乘坐电梯
· 控制不要买冰饮
· 远离零食 & 面包区

**努力了两周的犒赏**
· 购买新的入浴剂

**压力缓解法**
看电影　练瑜伽　蒸桑拿

**提高动力的方法**
逛街购物　看杂志

19

12

# 两周回顾表的填写方法

通过确认两周内有所变化的数值，应该就能明确接下来两周的目标。
请务必填写 55 页的两周回顾表。

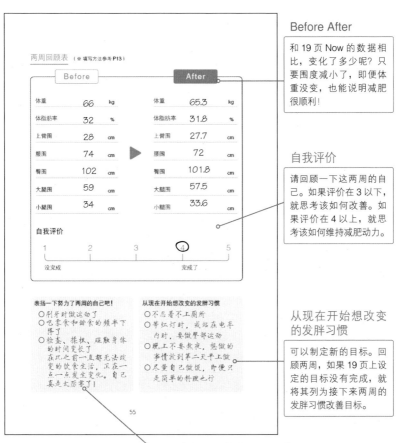

两周回顾表 （※ 填写方法参考 P13）

| Before | | | After | | |
|---|---|---|---|---|---|
| 体重 | 66 | kg | 体重 | 65.3 | kg |
| 体脂肪率 | 32 | % | 体脂肪率 | 31.8 | % |
| 上臂围 | 28 | cm | 上臂围 | 27.7 | cm |
| 腰围 | 74 | cm | 腰围 | 72 | cm |
| 臀围 | 102 | cm | 臀围 | 101.8 | cm |
| 大腿围 | 59 | cm | 大腿围 | 57.5 | cm |
| 小腿围 | 34 | cm | 小腿围 | 33.6 | cm |

自我评价

1　　　2　　　3　　　④　　　5

没完成　　　　　　　　　　完成了

**表扬一下努力了两周的自己吧！**
○ 刷牙时做运动了
○ 吃零食和甜食的频率下降了
○ 检查、搜拒、碰触身体的时间变长了
在此之前一直都无法改变的饮食生活，正在一点一点发生变化。自己真是太厉害了！

**从现在开始想改变的发胖习惯**
○ 不忍着不上厕所
○ 等红灯时，或站在电车内时，要做臀部运动
○ 晚上不要熬夜，想做的事情就到第二天早上做
○ 尽量自己做饭，即便只是简单的料理也行

55

## Before After
和 19 页 Now 的数据相比，变化了多少呢？只要围度减小了，即便体重没变，也能说明减肥很顺利！

## 自我评价
请回顾一下这两周的自己。如果评价在 3 以下，就思考该如何改善。如果评价在 4 以上，就思考该如何维持减肥动力。

## 从现在开始想改变的发胖习惯
可以制定新的目标。回顾两周，如果 19 页上设定的目标没有完成，就将其列为接下来两周的发胖习惯改善目标。

## 表扬一下努力了两周的自己吧！
减肥就是改变自己习惯的过程。表扬努力改变着的自己、坚持减肥的自己，有利于提高减肥的动力。

# 减肥笔记的填写方法

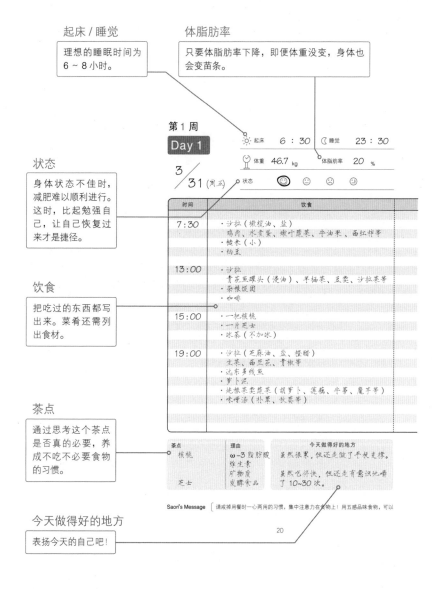

**起床 / 睡觉**

理想的睡眠时间为 6 ~ 8 小时。

**体脂肪率**

只要体脂肪率下降，即便体重没变，身体也会变苗条。

**状态**

身体状态不佳时，减肥难以顺利进行。这时，比起勉强自己，让自己恢复过来才是捷径。

**饮食**

把吃过的东西都写出来。菜肴还需列出食材。

**茶点**

通过思考这个茶点是否真的必要，养成不吃不必要食物的习惯。

**今天做得好的地方**

表扬今天的自己吧！

---

第 1 周
**Day 1**

3 / 31 (周五)

☀ 起床 6 : 30　🌙 睡觉 23 : 30

体重 46.7 kg　体脂肪率 20 %

状态 ☺ ☺ ☹ ☹

| 时间 | 饮食 |
|---|---|
| 7:30 | ·沙拉（橄榄油、盐）<br>鸡肉、水青菜、嫩叶蔬菜、牛油果、西红柿等<br>·糙米（小）<br>·纳豆 |
| 13:00 | ·沙拉<br>青花鱼罐头（浸油）、羊栖菜、豆类、沙拉菜等<br>·秦根饭团<br>·咖啡 |
| 15:00 | ·一把核桃<br>·一片芝士<br>·冰茶（不加冰） |
| 19:00 | ·沙拉（芝麻油、盐、醋）<br>生菜、西兰花、青椒等<br>·远东多线鱼<br>·萝卜泥<br>·炖根茎类蔬菜（胡萝卜、莲藕、牛蒡、魔芋等）<br>·味噌汤（朴果、敖菜等） |

| 茶点 | 理由 | 今天做得好的地方 |
|---|---|---|
| 核桃<br>芝士 | ω-3 脂肪酸<br>维生素<br>矿物质<br>发酵食品 | 虽然很累，但还是做了平板支撑。<br>虽然吃得快，但还是有意识地嚼了 10~30 次。 |

Saori's Message　[ 请戒掉用餐时一心两用的习惯，集中注意力在食物上！用五感品味食物，可以

20

14

从 20 页开始的减肥笔记的填写方法。当然会有做得好和做得不好的时候。请一点一点努力地提高平均分吧。

喝水量

除了一日三餐以外，还需补充 1.2 ~ 1.5L 水分。含糖分、乳脂、酒精的饮料不可以。

沐浴

泡澡有助于提高减肥效率！

卫生间

正常的排泄是大便 1 次以上，小便 6~8 次。

月经

生理期容易浮肿，所以体重难以下降。不用着急，注意不要吃太多就可以了。

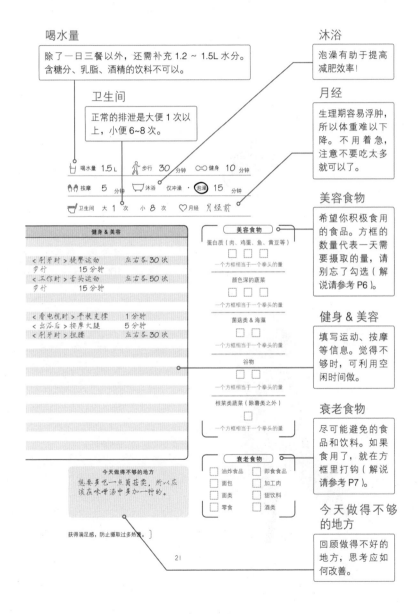

美容食物

希望你积极食用的食品。方框的数量代表一天需要摄取的量，请别忘了勾选（解说请参考 P6）。

健身 & 美容

填写运动、按摩等信息。觉得不够时，可利用空闲时间做。

衰老食物

尽可能避免的食品和饮料。如果食用了，就在方框里打钩（解说请参考 P7）。

今天做得不够的地方

回顾做得不好的地方，思考应如何改善。

15

# 第 1 周

[ Day 1 - 7 ]

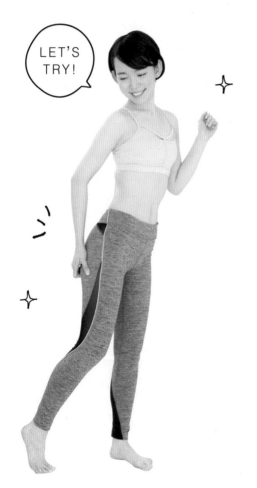

LET'S TRY!

## 集中瘦下半身

今天是塑造美腿周的第一天！现在的你充满了干劲吗？女性因为身体状态不佳、月经、心理波动等原因，很难每天都保持100%的干劲。而减肥需要的是坚持下去。

接下来我要介绍"平常日子""什么都不想做的日子""充满干劲的日子"这三种情况下的运动和按摩。请选择适合自己状态的方法，坚持下去。

第一周是针对下半身的减肥。

下半身减肥的关键在于松弛提拉。请松弛脂肪团，促进受阻的淋巴循环。

练出肌肉后，不仅身体线条会向上提拉，让你看上去更瘦，还能促进燃烧脂肪。

### 紧致大腿内侧的运动

让大腿内侧之间出现缝隙

1~3组 1组10次 ×左右

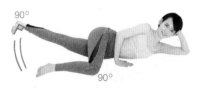

侧躺，上方的腿向前伸，膝盖弯曲90°。下方的腿勾脚尖，使脚踝与脚背呈90°角，然后缓慢地上下摆动下方的腿。

### 侧躺提臀运动

打造紧致的小屁股

1~3组 1组10次 ×左右

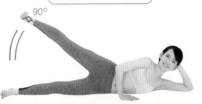

侧躺，上方的腿勾脚尖，使脚踝与脚背呈90°角，然后向上抬上方的腿，直至屁股有感觉。接着再缓慢地上下摆动。

什么都不想做的日子

### 手脚抖动操

促进血液循环，提高代谢

30秒~1分钟

啪嗒啪嗒

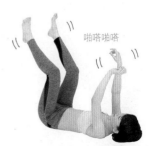

仰卧，抬起手脚，然后抖动手腕和脚踝。抖动的时候呼吸不要停。

### 松弛脂肪团的按摩

敲打硬邦邦的肉，使其变软

一有空闲就敲打

握拳，利用手腕的力量敲打因脂肪团堆积而变得硬邦邦的部位，要敲至发出砰砰的声音。

砰砰

轻轻握拳，使中间中空。

## 〈 同时提拉大腿后侧的提臀运动 〉

### 制造臀部和大腿的分界线

20秒×2组～不限

\ 升级版 /

左右各20秒×2组～不限

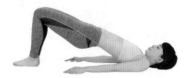

仰卧，用双手支撑地面，抬臀，保持 20 秒。注意胸部到膝盖应呈一条直线。

在左图的基础上，抬起一条腿，就能加大难度。

## 〈 瘦大腿的双腿交叉开合运动 〉

### 只要交叉双腿，就能对整个大腿有效果

交叉

交叉10次×3组

打开

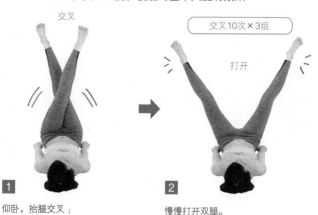

**1** 仰卧，抬腿交叉；

**2** 慢慢打开双腿。

## 目标表 （※ 填写方法参考 P12）

最终目标

| 体重 | 体脂肪率 |
|------|----------|
| kg | % |

○ 到什么时候为止?
_____

○ 想有怎样的变化?
_____

○ 想要做什么?
_____

**Now**

体重 _____ kg

体脂肪率 _____ %

| 上臂围 | 腰围 | 臀围 | 大腿围 | 小腿围 |
|--------|------|------|--------|--------|
| cm | cm | cm | cm | cm |

从现在开始想改变的发胖习惯

努力了两周的犒赏

压力缓解法

提高动力的方法

# 第 1 周

## Day 1

☀ 起床 ：　　　🌙 睡觉 ：

⚖ 体重 　　　 kg　　 体脂肪率 　　　 %

（　　） 状态 　☺　☻　☹　☺

| 时间 | 饮食 | |
|---|---|---|
| | | |
| | | |
| | | |
| | | |
| | | |
| | | |
| | | |
| | | |
| | | |
| | | |
| | | |
| | | |
| | | |
| | | |
| | | |

| 茶点 | 理由 | 今天做得好的地方 |
|---|---|---|
| | | |

Saori's Message 　〔请戒掉用餐时一心两用的习惯，集中注意力在食物上！用五感品味食物，可以

喝水量　　　L　　　步行　　　　分钟　　　健身　　　　　分钟

按摩　　　　分钟　　　沐浴　仅冲澡　·　泡澡　　　　　分钟

卫生间　大　　次　　小　　次　　月经

| 健身 & 美容 |
|---|

**美容食物**

蛋白质（肉、鸡蛋、鱼、黄豆等）

☐ ☐ ☐

一个方框相当于一个拳头的量

颜色深的蔬菜

☐ ☐ ☐

一个方框相当于一个拳头的量

菌菇类 & 海藻

☐ ☐

一个方框相当于一个拳头的量

谷物

☐ ☐

一个方框相当于一个拳头的量

根菜类蔬菜（除薯类之外）

☐

一个方框相当于一个拳头的量

今天做得不够的地方

**衰老食物**

☐ 油炸食品　　☐ 即食食品

☐ 面包　　　　☐ 加工肉

☐ 面类　　　　☐ 甜饮料

☐ 零食　　　　☐ 酒类

获得满足感，防止摄取过多热量。

# 第 1 周

## Day 2

☀ 起床 　　： 　　🌙 睡觉 　　：

🕐 体重 　　kg 　　体脂肪率 　　%

（ ） 状态 　😊 　😐 　☹ 　😖

| 时间 | 饮食 | |
|---|---|---|
| | | |
| | | |
| | | |
| | | |
| | | |
| | | |
| | | |
| | | |
| | | |
| | | |
| | | |
| | | |
| | | |
| | | |

| 茶点 | 理由 | 今天做得好的地方 |
|---|---|---|
| | | |

**Saori's Message** 　请每天都测体重。把握自己的体重后，一天的行动也会随之发生变化。如果称体重

22

喝水量　　L　　步行　　　分钟　　健身　　　　分钟

按摩　　　分钟　　沐浴　仅冲澡 · 泡澡　　　分钟

卫生间　大　　次　小　　次　♡ 月经

| 健身 & 美容 |
| --- |
|  |

今天做得不够的地方

## 美容食物

蛋白质（肉、鸡蛋、鱼、黄豆等）

☐ ☐ ☐

一个方框相当于一个拳头的量

### 颜色深的蔬菜

☐ ☐ ☐

一个方框相当于一个拳头的量

### 菌菇类 & 海藻

☐ ☐

一个方框相当于一个拳头的量

### 谷物

☐ ☐

一个方框相当于一个拳头的量

### 根菜类蔬菜（除薯类之外）

☐

一个方框相当于一个拳头的量

## 衰老食物

☐ 油炸食品　　☐ 即食食品

☐ 面包　　　　☐ 加工肉

☐ 面类　　　　☐ 甜饮料

☐ 零食　　　　☐ 酒类

的时间不同，那么受用餐时间和浮肿的影响，将很难进行比较。所以请每天都在同一个时间点称体重。

# 第1周

## Day 3

起床 ☀ :　　　睡觉 ☾ :

体重 　　 kg　　　体脂肪率 　　 %

状态 ☺ ☺ ☹ ☹

( )

| 时间 | 饮食 | |
|---|---|---|
| | | |
| | | |
| | | |
| | | |
| | | |
| | | |
| | | |
| | | |
| | | |
| | | |
| | | |
| | | |

| 茶点 | 理由 | 今天做得好的地方 |
|---|---|---|
| | | |
| | | |

**Saori's Message**　用放松身心的物品或房间的装饰品、美容物品、优质的食物等犒劳自己，调节

喝水量　　L　　　步行　　　　分钟　　健身　　　　分钟

按摩　　　分钟　　沐浴　仅冲澡　·　泡澡　　　　分钟

卫生间　大　　次　小　　次　月经

| 健身 & 美容 |
| --- |

**美容食物**

蛋白质（肉、鸡蛋、鱼、黄豆等）

☐ ☐ ☐

一个方框相当于一个拳头的量

颜色深的蔬菜

☐ ☐ ☐

一个方框相当于一个拳头的量

菌菇类 & 海藻

☐ ☐

一个方框相当于一个拳头的量

谷物

☐ ☐

一个方框相当于一个拳头的量

根菜类蔬菜（除薯类之外）

☐

一个方框相当于一个拳头的量

**衰老食物**

☐ 油炸食品　　☐ 即食食品

☐ 面包　　　　☐ 加工肉

☐ 面类　　　　☐ 甜饮料

☐ 零食　　　　☐ 酒类

**今天做得不够的地方**

身心。用食物来犒劳自己容易发胖。

25

# 第 1 周

## Day 4

—— / ——

( )

| ☀ 起床 | : | ☾ 睡觉 | : |
|---|---|---|---|
| ⊙ 体重 | kg | 体脂肪率 | % |
| 状态 | ☺ ☺ ☹ ☺ | | |

| 时间 | 饮食 | |
|---|---|---|
| | | |
| | | |
| | | |
| | | |
| | | |
| | | |
| | | |
| | | |
| | | |
| | | |
| | | |
| | | |
| | | |
| | | |
| | | |

| 茶点 | 理由 | 今天做得好的地方 |
|---|---|---|
| | | |

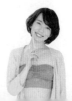

**Saori's Message** ⌈ 放弃很简单，但放弃了就什么都改变不了。所以即便只是

26

喝水量 L 步行 分钟 健身 分钟

按摩 分钟 沐浴 仅冲澡 · 泡澡 分钟

卫生间 大 次 小 次 月经

## 健身 & 美容

### 美容食物

蛋白质（肉、鸡蛋、鱼、黄豆等）

☐ ☐ ☐

一个方框相当于一个拳头的量

颜色深的蔬菜

☐ ☐ ☐

一个方框相当于一个拳头的量

菌菇类 & 海藻

☐ ☐

一个方框相当于一个拳头的量

谷物

☐ ☐

一个方框相当于一个拳头的量

根菜类蔬菜（除薯类之外）

☐

一个方框相当于一个拳头的量

### 今天做得不够的地方

### 衰老食物

☐ 油炸食品     ☐ 即食食品
☐ 面包        ☐ 加工肉
☐ 面类        ☐ 甜饮料
☐ 零食        ☐ 酒类

很小的事情，也请有意识地坚持做下去。

# 第 1 周

## Day 5

| ☀ 起床 | ： | ☾ 睡觉 | ： |

| ⏱ 体重 | kg | 体脂肪率 | % |

( ) 状态 　☺　☺　☹　😖

| 时间 | 饮食 | |
|---|---|---|
| | | |

| 茶点 | 理由 | 今天做得好的地方 |
|---|---|---|
| | | |

**Saori's Message** [ 盐分摄取过多会导致浮肿，所以请慢慢地减少盐分，让舌头习惯清淡的口味。

28

喝水量　　　　L　　　步行　　　　分钟　　　健身　　　　　分钟

按摩　　　　分钟　　　沐浴　仅冲澡 · 泡澡　　　　分钟

卫生间　大　　次　　小　　次　　月经

| 健身 & 美容 |
| --- |
|  |

**今天做得不够的地方**

---

**美容食物**

蛋白质（肉、鸡蛋、鱼、黄豆等）

☐ ☐ ☐

一个方框相当于一个拳头的量

颜色深的蔬菜

☐ ☐ ☐

一个方框相当于一个拳头的量

菌菇类 & 海藻

☐ ☐

一个方框相当于一个拳头的量

谷物

☐ ☐

一个方框相当于一个拳头的量

根菜类蔬菜（除薯类之外）

☐

一个方框相当于一个拳头的量

---

**衰老食物**

☐ 油炸食品　　☐ 即食食品

☐ 面包　　　　☐ 加工肉

☐ 面类　　　　☐ 甜饮料

☐ 零食　　　　☐ 酒类

消除浮肿后，身体内的水分就会被排出，你看上去就变瘦了。

29

# 第 1 周

## Day 6

| ☀ 起床 | : | ☾ 睡觉 | : |

| ⏱ 体重 | kg | 体脂肪率 | % |

( ) 状态　☺　😐　☹　😕

| 时间 | 饮食 | |
|---|---|---|
| | | |
| | | |
| | | |
| | | |
| | | |
| | | |
| | | |
| | | |
| | | |
| | | |
| | | |
| | | |

| 茶点 | 理由 | 今天做得好的地方 |
|---|---|---|
| | | |

**Saori's Message** 手握拳，用拳头替代网球，夹在腋下，或放在屁股下面，只需这样就可以发挥

喝水量　　　L　　　步行　　　分钟　　　健身　　　分钟

按摩　　　分钟　　　沐浴　　仅冲澡　·　泡澡　　　分钟

卫生间　大　　次　　小　　次　　月经

| 健身 & 美容 |
| --- |

**美容食物**

蛋白质（肉、鸡蛋、鱼、黄豆等）

☐ ☐ ☐

一个方框相当于一个拳头的量

颜色深的蔬菜

☐ ☐ ☐

一个方框相当于一个拳头的量

菌菇类 & 海藻

☐ ☐

一个方框相当于一个拳头的量

谷物

☐ ☐

一个方框相当于一个拳头的量

根菜类蔬菜（除薯类之外）

☐

一个方框相当于一个拳头的量

**衰老食物**

| | |
| --- | --- |
| ☐ 油炸食品 | ☐ 即食食品 |
| ☐ 面包 | ☐ 加工肉 |
| ☐ 面类 | ☐ 甜饮料 |
| ☐ 零食 | ☐ 酒类 |

| 今天做得不够的地方 |
| --- |

按摩的效果。无论在哪儿都可以做，所以一有空闲，就试试吧！

31

# 第 1 周

## Day 7

　起床 　：　　　 　睡觉 　：

　体重 　　 kg 　　体脂肪率 　　 %

（　　） 状态 　☺　　☻　　☹　　😐

| 时间 | 饮食 | |
|---|---|---|
| | | |
| | | |
| | | |
| | | |
| | | |
| | | |
| | | |
| | | |
| | | |
| | | |
| | | |
| | | |
| | | |

| 茶点 | 理由 | 今天做得好的地方 |
|---|---|---|
| | | |

**Saori's Message** 　减肥期间能吃的食物有很多。所以，请开阔视野！为了身

32

喝水量 　　L 　　步行 　　分钟 　　∞ 健身 　　分钟

按摩 　　分钟 　　沐浴 仅冲澡 · 泡澡 　　分钟

卫生间 大 　次 小 　次 　♡ 月经

| 健身 & 美容 |
| --- |

**今天做得不够的地方**



### 美容食物

蛋白质（肉、鸡蛋、鱼、黄豆等）

☐ ☐ ☐

一个方框相当于一个拳头的量

颜色深的蔬菜

☐ ☐ ☐

一个方框相当于一个拳头的量

菌菇类 & 海藻

☐ ☐

一个方框相当于一个拳头的量

谷物

☐ ☐

一个方框相当于一个拳头的量

根菜类蔬菜（除薯类之外）

☐

一个方框相当于一个拳头的量


### 衰老食物

☐ 油炸食品 　　☐ 即食食品

☐ 面包 　　☐ 加工肉

☐ 面类 　　☐ 甜饮料

☐ 零食 　　☐ 酒类

体选择合适的食物，而不是为了满足口腹之欲。

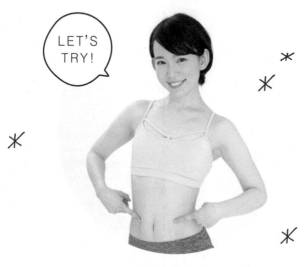

# 第 2 周

## [ Day 8 - 14 ]

LET'S TRY!

## 集中瘦腹部

第二周是瘦腹部。瘦腹部的关键在于肠道环境和核心肌群。

早上起床时，身体偏酸性。一旦酸化，身体为了保护内脏就会囤积脂肪，所以腹部会开始变得松软，内脏脂肪也变得容易堆积。

我每天早上做的第一件事就是喝一杯碱性的青汁，来中和偏向酸性的身体。服用青汁不仅可以调节肠内环境，还能补充维生素和矿物质等营养成分，所以体内的循坏也会随之变好。

只要在日常生活中注意自己的姿态，核心肌群就会变强。如果核心肌群能够牢牢地支撑身体，背就不容易驼，整个人也会显瘦。不仅如此，身体还会变得不容易长肉。

## 塑造小蛮腰的运动

吹头发或洗东西的时候都可以做

左右各转30次

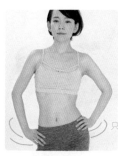

上半身固定不动，只扭动下半身，动作幅度要大。习惯之后，再加大强度，像写8字一样地扭动。

只扭动下半身

## 紧致腰部的运动

除了腰部，对下半身也有效

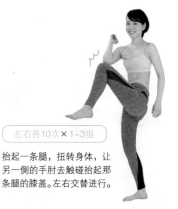

左右各10次×1~3组

抬起一条腿，扭转身体，让另一侧的手肘去触碰抬起那条腿的膝盖。左右交替进行。

## 锻炼深层肌肉的收腹运动

感觉类似于努力穿上一条尺寸非常小的牛仔裤

保持30秒

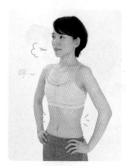

呼~

用腹式呼吸法吸气，使腹部鼓起来。然后再吐气，使腹部瘪进去。在腹部瘪进去的状态下，进行呼吸，这就是收腹运动。

## 在卫生间也可以进行的腹部揉捏

不只是皮肤，连脂肪也要抓住

一有空闲时间就做

揉捏腹部。捏住之后，横向滑动，有助提高消除脂肪团的效果。

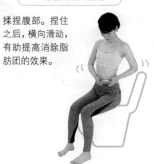

## 充满干劲的日子

### 〈 打造完美腰线的腹肌交叉训练 〉

可以在床上施行

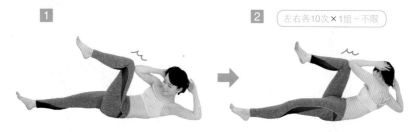

**1**

**2** 左右各10次 × 1组～不限

仰卧，双手交叉在脑后，扭转身体，
用手肘去碰触另一边腿的膝盖；

反向亦如此，左右交替进行。

### 〈 减小肚腩的核心训练 〉

不仅对腹部有效，对全身都有效

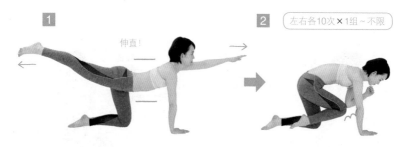

**1** 伸直！

**2** 左右各10次 × 1组～不限

四肢着地，左手向前伸直，右腿
抬起，与腰齐平；

将左手和右腿同时收至腹部下方，
用手肘去碰触膝盖。

36

# 关于零食

说到减肥，很多人都觉得不可以吃零食。

但如果你选对了东西，吃零食的时间就会变成美容时间。

在饥饿的状态下，如果不补充点食物，就有可能开启暴饮暴食的模式，或在用完下一顿餐后，体内血糖急剧下降，导致身体渴求甜食。而这些都是发胖的原因。

另外，在营养不良的情况下空腹，还会导致身体代谢不佳，容易衰老。

所以，请把吃零食的时间变成补充营养的时间。

## 坚果、种子类

杏仁、核桃、油莎豆①、椰子干等

大麻籽、南瓜籽、松子、枸杞子、奇亚籽等坚果和种子，含有丰富的维生素和优质油，甚至被称为"天然的营养补充剂"。食用少量就能让人感到满足。

*标准量：坚果一把、种子一大匙*

## 奶酪

原材料表中写着"再制奶酪"的奶酪不要买。奶酪是发酵食品，可以调节肠道环境。一天摄取的蛋白质量不到一个拳头那么多，以及只摄取植物性蛋白质的人，请有意识地食用奶酪。

*标准量：一大匙*

## 干货食品

小沙丁鱼干、鱿鱼干、海带、海苔等

可以从中摄取蛋白质、钙、矿物质。很多都是自己做饭的人家里的常备菜。建议嘴馋又经常食用含有很多人工甜味剂的口香糖或具有强刺激性的薄荷糖的人多吃。干货食品摄取过多，容易造成盐分过多。所以购买时请尽量选择没有味道的。

*标准量：一把、海苔1~5片左右*

## 可可含量高的巧克力

可可具有燃烧脂肪的效果。除此之外，还含有矿物质、食物纤维和具有高抗氧化作用的多酚。所以还能防止身体被氧化。可可含量越高越好，如果不习惯，可从70%开始。

*标准量：两根手指以内（25g以内）*

 为想吃西式点心时准备的使用椰子黄油的简单食谱

把一整瓶椰子黄油放入容器内，用热水烫化。再和自己喜欢的种子、坚果混合。之后倒入制冰盘或碗内，放入冰箱，等其凝固，就完成了。

*标准量：一把*

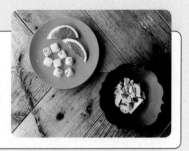

※ ①：严格来讲，油莎豆属于植物的根茎。但本书将其归为坚果类。

# 第 2 周

## Day 8

| | |
|---|---|
| ☀ 起床 | ：  ☾ 睡觉　　：|
| ⏱ 体重 | kg　　体脂肪率　　% |
| 状态 | ☺　☹　☹　☹ |

/ （　）

| 时间 | 饮食 | |
|---|---|---|
| | | |

茶点　　　　　　理由　　　　　　　　　今天做得好的地方

Saori's Message 　在平时的饮食中加入金针菇碎末、豆腐末、蔬菜碎末等增量食材，不仅可以提

38

| 🥛 喝水量 | L | 🚶 步行 | 分钟 | ∞ 健身 | 分钟 |

| 🙌 按摩 | 分钟 | 🛁 沐浴　仅冲澡　·　泡澡 | | 分钟 |

🚽 卫生间　大　　次　　小　　次　　♡ 月经

---

## 健身 & 美容

---

### 美容食物

蛋白质（肉、鸡蛋、鱼、黄豆等）

☐　☐　☐

一个方框相当于一个拳头的量

······

颜色深的蔬菜

☐　☐　☐

一个方框相当于一个拳头的量

······

菌菇类 & 海藻

☐　☐

一个方框相当于一个拳头的量

······

谷物

☐　☐

一个方框相当于一个拳头的量

······

根菜类蔬菜（除薯类之外）

☐

一个方框相当于一个拳头的量

### 今天做得不够的地方

### 衰老食物

☐ 油炸食品　　☐ 即食食品

☐ 面包　　　　☐ 加工肉

☐ 面类　　　　☐ 甜饮料

☐ 零食　　　　☐ 酒类

高营养价值，促进代谢，还能增加菜肴的量，让人吃得满足。

# 第 2 周

## Day 9

| ☀ 起床 | : | ☾ 睡觉 | : |

| ⏰ 体重 | kg | 体脂肪率 | % |

( ) 状态   ☺   😐   ☹   😣

| 时间 | 饮食 | |
|---|---|---|
| | | |
| | | |
| | | |
| | | |
| | | |
| | | |
| | | |
| | | |

| 茶点 | 理由 | 今天做得好的地方 |
|---|---|---|
| | | |

**Saori's Message** 可以补充欧米伽 3 脂肪酸的奇亚籽, 用水蒸过后再食用为最佳。浸泡在椰奶

喝水量　　　L　　　步行　　　分钟　　健身　　　分钟

按摩　　　分钟　　沐浴　仅冲澡 · 泡澡　　　分钟

卫生间　大　　次　小　　次　　月经

| 健身 & 美容 |
| --- |

今天做得不够的地方

**美容食物**

蛋白质（肉、鸡蛋、鱼、黄豆等）

☐ ☐ ☐

一个方框相当于一个拳头的量

颜色深的蔬菜

☐ ☐ ☐

一个方框相当于一个拳头的量

菌菇类 & 海藻

☐ ☐

一个方框相当于一个拳头的量

谷物

☐ ☐

一个方框相当于一个拳头的量

根菜类蔬菜（除薯类之外）

☐

一个方框相当于一个拳头的量

**衰老食物**

☐ 油炸食品　　☐ 即食食品

☐ 面包　　　　☐ 加工肉

☐ 面类　　　　☐ 甜饮料

☐ 零食　　　　☐ 酒类

中一起食用，会在体内摇身一变，成为甜品！

# 第 2 周

## Day 10

起床 ☀　　：　　睡觉 🌙　　：

体重 ⏱　　kg　　体脂肪率　　%

状态 ☺ ☻ ☹ ☹

( )

| 时间 | 饮食 |
|------|------|
|      |      |

茶点　　　　理由　　　　今天做得好的地方

Saori's Message [ 平时没有喝水习惯的人，请事先准备好 3 瓶 500ml 的水，然后规定每小时的

| 🥛 喝水量　　L | 🚶 步行　　分钟 | ∞ 健身　　分钟 |
|---|---|---|

🤲 按摩　　分钟　　　🛁 沐浴　仅冲澡 · 泡澡　　分钟

🚽 卫生间　大　次　小　次　　♡ 月经

---

### 健身 & 美容

**今天做得不够的地方**

---

### 美容食物

蛋白质（肉、鸡蛋、鱼、黄豆等）

☐ ☐ ☐

一个方框相当于一个拳头的量

................................................

颜色深的蔬菜

☐ ☐ ☐

一个方框相当于一个拳头的量

................................................

菌菇类 & 海藻

☐ ☐

一个方框相当于一个拳头的量

................................................

谷物

☐ ☐

一个方框相当于一个拳头的量

................................................

根菜类蔬菜（除薯类之外）

☐

一个方框相当于一个拳头的量

---

### 衰老食物

| ☐ 油炸食品 | ☐ 即食食品 |
|---|---|
| ☐ 面包 | ☐ 加工肉 |
| ☐ 面类 | ☐ 甜饮料 |
| ☐ 零食 | ☐ 酒类 |

饮水量，分次摄取。如果不喜欢喝水，也可以从茶开始。但禁止喝含有糖分和乳脂的饮料。

# 第 2 周

## Day 11

| 起床 | : | 睡觉 | : |

| 体重 | kg | 体脂肪率 | % |

状态　　　☺　　☺　　☹　　☹

( )

| 时间 | 饮食 | |
|---|---|---|
| | | |

| 茶点 | 理由 | 今天做得好的地方 |
|---|---|---|
| | | |

**Saori's Message**　我觉得大口呼吸会给身体带来大量的新鲜空气，所以也会

喝水量　　　L　　　步行　　　分钟　　　健身　　　分钟

按摩　　　分钟　　　沐浴　仅冲澡　·　泡澡　　　分钟

卫生间　大　　次　　小　　次　　月经

| 健身 & 美容 |
| --- |

**美容食物**

蛋白质（肉、鸡蛋、鱼、黄豆等）

□ □ □

一个方框相当于一个拳头的量

颜色深的蔬菜

□ □ □

一个方框相当于一个拳头的量

菌菇类 & 海藻

□ □

一个方框相当于一个拳头的量

谷物

□ □

一个方框相当于一个拳头的量

根菜类蔬菜（除薯类之外）

□

一个方框相当于一个拳头的量

今天做得不够的地方

**衰老食物**

□ 油炸食品　　□ 即食食品

□ 面包　　　　□ 加工肉

□ 面类　　　　□ 甜饮料

□ 零食　　　　□ 酒类

给你带来幸福。请大口地深呼吸吧。

# 第 2 周

## Day 12

☀ 起床　　　　　：　　　🌙 睡觉　　　　　：

⏱ 体重　　　　　kg　　　体脂肪率　　　　％

（　　）　状态　　　☺　　😐　　☹　　😖

| 时间 | 饮食 | |
|---|---|---|
| | | |

茶点　　　　　　理由　　　　　　今天做得好的地方

Saori's Message　在便利店等地逛零食和面包区是一个发胖的习惯。把不买零食和面包省下的钱充当

46

喝水量　　L　　步行　　　　分钟　　健身　　　　分钟

按摩　　　　分钟　　沐浴　　仅冲澡　·　泡澡　　　　　分钟

卫生间　大　　次　　小　　次　　月经

| 健身 & 美容 |
| --- |

**美容食物**

蛋白质（肉、鸡蛋、鱼、黄豆等）

☐ ☐ ☐

一个方框相当于一个拳头的量

颜色深的蔬菜

☐ ☐ ☐

一个方框相当于一个拳头的量

菌菇类 & 海藻

☐ ☐

一个方框相当于一个拳头的量

谷物

☐ ☐

一个方框相当于一个拳头的量

根菜类蔬菜（除薯类之外）

☐

一个方框相当于一个拳头的量

**衰老食物**

☐ 油炸食品　　☐ 即食食品
☐ 面包　　　　☐ 加工肉
☐ 面类　　　　☐ 甜饮料
☐ 零食　　　　☐ 酒类

**今天做得不够的地方**

稍微有点贵的美容用品的购买资金！

## 第 2 周

### Day 13

☀ 起床 　　　：　　　　🌙 睡觉 　　　　：

⏱ 体重 　　　　kg 　　体脂肪率 　　　　%

（　　） 状态 　☺ 　　☺ 　　☹ 　　☹

| 时间 | 饮食 | |
|---|---|---|
| | | |

茶点 　　　　　　　理由 　　　　　　　　　今天做得好的地方

Saori's Message 　当你感到焦躁或极度沮丧时，可能是营养不良造成的。请好好检查一遍笔记的

| 🥛 喝水量 | L | 🚶 步行 | 分钟 | ∞ 健身 | 分钟 |
|---|---|---|---|---|---|

| 🤲 按摩 | 分钟 | 🛁 沐浴 仅冲澡 · 泡澡 | 分钟 |
|---|---|---|---|

| 🚽 卫生间 | 大 次 小 次 | ♡ 月经 |
|---|---|---|

## 健身 & 美容

### 今天做得不够的地方

各个项目，并睡一个 6~8 小时的好觉。

## 美容食物

**蛋白质（肉、鸡蛋、鱼、黄豆等）**

☐ ☐ ☐

一个方框相当于一个拳头的量

**颜色深的蔬菜**

☐ ☐ ☐

一个方框相当于一个拳头的量

**菌菇类 & 海藻**

☐ ☐

一个方框相当于一个拳头的量

**谷物**

☐ ☐

一个方框相当于一个拳头的量

**根菜类蔬菜（除薯类之外）**

☐

一个方框相当于一个拳头的量

## 衰老食物

| ☐ 油炸食品 | ☐ 即食食品 |
|---|---|
| ☐ 面包 | ☐ 加工肉 |
| ☐ 面类 | ☐ 甜饮料 |
| ☐ 零食 | ☐ 酒类 |

## 第 2 周

### Day 14

| | | | |
|---|---|---|---|
| ☀ 起床 | : | ☾ 睡觉 | : |
| ⏱ 体重 | kg | 体脂肪率 | % |
| ( ) | 状态 | ☺ ☺ ☹ ☺ | |

| 时间 | 饮食 | |
|---|---|---|
| | | |
| | | |
| | | |
| | | |
| | | |
| | | |
| | | |
| | | |

| 茶点 | 理由 | 今天做得好的地方 |
|---|---|---|
| | | |
| | | |

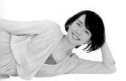

Saori's Message [ 营养、睡眠、放松、排毒、水分……你的身体需要什么呢?

喝水量　　　L　　　步行　　　分钟　　　健身　　　分钟

按摩　　　分钟　　　沐浴　仅冲澡 · 泡澡　　　分钟

卫生间　大　　次　小　　次　　月经

| 健身 & 美容 |
| --- |

## 美容食物

蛋白质（肉、鸡蛋、鱼、黄豆等）

☐ ☐ ☐

一个方框相当于一个拳头的量

颜色深的蔬菜

☐ ☐ ☐

一个方框相当于一个拳头的量

菌菇类 & 海藻

☐ ☐

一个方框相当于一个拳头的量

谷物

☐ ☐

一个方框相当于一个拳头的量

根菜类蔬菜（除薯类之外）

☐

一个方框相当于一个拳头的量

## 衰老食物

☐ 油炸食品　　☐ 即食食品
☐ 面包　　　　☐ 加工肉
☐ 面类　　　　☐ 甜饮料
☐ 零食　　　　☐ 酒类

今天做得不够的地方

请听听来自身体的声音。

51

# 第 3 周

## 集中瘦上半身

瘦上半身的关键在于动用肩胛骨的正确姿势。如果肩胛骨周围僵硬，导致可动区域变小，就很容易出现肩膀内扣、驼背、胸下垂、上臂和腹部长肉等情况。

聚拢肩胛骨，挺胸，不仅会让手臂看上去细一点，而且因为充分使用了蝴蝶袖的部分，所以会更容易瘦。

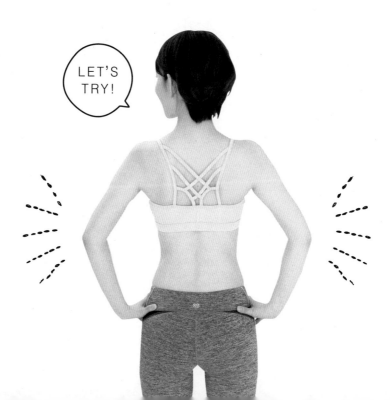

## 平常日子

### ⟨ 舒活上半身的后背摆手 ⟩

挺直后背，肩颈线条变得流畅

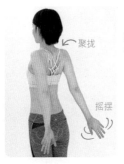

聚拢

摇摆

保持10秒以上

聚拢肩胛骨，双手
在身后摇摆。

### ⟨ 让上臂纤细的书本运动 ⟩

习惯之后，再增加几秒

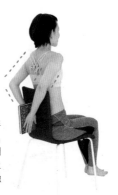

保持10秒以上

聚拢肩胛骨，双手
在身后夹住一本书，
注意不要让书碰到
身体。坐在椅子上
时，后背不要接触
靠背。

## 什么都不想做的日子

### ⟨ 塑造曼妙身姿的肩部运动 ⟩

能有效地改善姿态，
促进血液循环

前后各10次以上

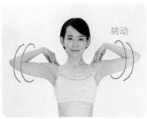

转动

将手搭在肩膀上，转动手肘，动作幅
度要大。前后都要转。

### ⟨ 促进循环的腋下按压 ⟩

促进淋巴循环

左右各20秒~不限

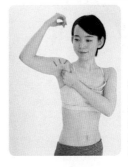

将除了大拇指
以外的4根手
指放在腋下，
然后大拇指从
肩膀一路按压
到胸部。

## 塑造美丽后背的飞行姿势

对后背多余的肉有效

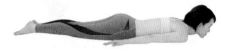

**1** 俯卧，双腿闭拢

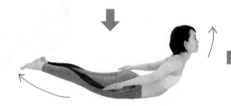

**2** 保持10秒以上

身体尽可能向上弯曲，眼睛直视前方。注意不要逞强而伤到腰。

## 对蝴蝶袖有效的俯卧撑

紧致上臂

**1**

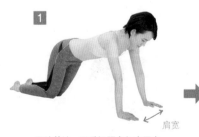

肩宽

四肢着地，双手间距离与肩同宽。手臂撑在身体两侧。

**2** 10次×1组~不限

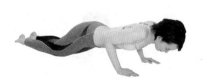

弯曲手臂，呈俯卧撑的姿势之后，再起身。

## 两周回顾表 （※ 填写方法参考 P13）

| Before | After |
|---|---|
| 体重 _____ kg | 体重 _____ kg |
| 体脂肪率 _____ % | 体脂肪率 _____ % |
| 上臂围 _____ cm | 上臂围 _____ cm |
| 腰围 _____ cm | 腰围 _____ cm |
| 臀围 _____ cm | 臀围 _____ cm |
| 大腿围 _____ cm | 大腿围 _____ cm |
| 小腿围 _____ cm | 小腿围 _____ cm |

### 自我评价

1      2      3      4      5

没完成　　　　　　　　　　　完成了

| 表扬一下努力了两周的自己吧！ | 从现在开始想改变的发胖习惯 |
|---|---|
| | |

# 第 3 周

## Day 15

起床 ☀ ：　　　　睡觉 🌙 ：

体重 ⊕ 　　　 kg　　 体脂肪率 　　　 %

/ / ( )　　状态 ☺ 😐 ☹ 🙂

| 时间 | 饮食 | |
|---|---|---|
| | | |
| | | |
| | | |
| | | |
| | | |
| | | |
| | | |
| | | |
| | | |
| | | |

| 茶点 | 理由 | 今天做得好的地方 |
|---|---|---|
| | | |
| | | |

Saori's Message 「饮食的色彩是判断营养是否均衡的一个指标。以茶色、黄色为主，缺乏其他颜色的

🥛 喝水量　　L　　🚶 步行　　　分钟　　∞ 健身　　　分钟

🙌 按摩　　　分钟　　🛁 沐浴　仅冲澡·泡澡　　　分钟

🚽 卫生间　大　　次　小　　次　♡ 月经

| 健身 & 美容 |
| --- |

**今天做得不够的地方**

---

**美容食物**

蛋白质（肉、鸡蛋、鱼、黄豆等）

☐ ☐ ☐

一个方框相当于一个拳头的量

颜色深的蔬菜

☐ ☐ ☐

一个方框相当于一个拳头的量

菌菇类 & 海藻

☐ ☐

一个方框相当于一个拳头的量

谷物

☐ ☐

一个方框相当于一个拳头的量

根菜类蔬菜（除薯类之外）

☐

一个方框相当于一个拳头的量

**衰老食物**

☐ 油炸食品　　☐ 即食食品

☐ 面包　　　　☐ 加工肉

☐ 面类　　　　☐ 甜饮料

☐ 零食　　　　☐ 酒类

饮食，容易导致发胖，需注意。去外面吃饭时，请增加一些蔬菜，比如多点一份沙拉。

第 3 周

## Day 16

☀ 起床 　　　：　　　 ☾ 睡觉 　　　　：

⊙ 体重 　　　　kg　　 体脂肪率 　　　　%

（　　）　状态 　　☺　　☹　　☹　　☹

| 时间 | 饮食 | |
|---|---|---|
| | | |
| | | |
| | | |
| | | |
| | | |
| | | |
| | | |
| | | |
| | | |
| | | |
| | | |
| | | |
| | | |

| 茶点 | 理由 | 今天做得好的地方 |
|---|---|---|
| | | |
| | | |

**Saori's Message**　当有吃东西的冲动时，重新审视吃的目的非常重要。请记住我们吃东西是为了

喝水量　　 L　　步行　　　分钟　　健身　　　　分钟

按摩　　　分钟　　沐浴　 仅冲澡 · 泡澡　　　分钟

卫生间　大　　次　　小　　次　　月经

| 健身 & 美容 |
| --- |

**美容食物**

蛋白质（肉、鸡蛋、鱼、黄豆等）

☐ ☐ ☐

一个方框相当于一个拳头的量

颜色深的蔬菜

☐ ☐ ☐

一个方框相当于一个拳头的量

菌菇类 & 海藻

☐ ☐

一个方框相当于一个拳头的量

谷物

☐ ☐

一个方框相当于一个拳头的量

根菜类蔬菜（除薯类之外）

☐

一个方框相当于一个拳头的量

**今天做得不够的地方**

**衰老食物**

☐ 油炸食品　　☐ 即食食品

☐ 面包　　　　☐ 加工肉

☐ 面类　　　　☐ 甜饮料

☐ 零食　　　　☐ 酒类

满足身体，而不是自己的口腹之欲。

59

# 第 3 周

## Day 17

起床 ☀ ： 　　睡觉 ☾ ：

体重 ⏱ 　　kg 　　体脂肪率 　　%

（ 　 ） 状态 ☺ 😐 ☹ 😣

| 时间 | 饮食 | |
|------|------|---|
| | | |
| | | |
| | | |
| | | |
| | | |
| | | |
| | | |
| | | |
| | | |
| | | |
| | | |

| 茶点 | 理由 | 今天做得好的地方 |
|------|------|------------------|
| | | |
| | | |

**Saori's Message** 　用餐时补充太多水分，会妨碍消化，也会阻碍营养的吸收。所以，用餐时最好

喝水量　　L　　步行　　分钟　　健身　　分钟

按摩　　分钟　　沐浴　仅冲澡 · 泡澡　　分钟

卫生间　大　次　小　次　月经

| 健身 & 美容 |
| --- |

## 今天做得不够的地方

---

**美容食物**

蛋白质（肉、鸡蛋、鱼、黄豆等）

☐ ☐ ☐

一个方框相当于一个拳头的量

颜色深的蔬菜

☐ ☐ ☐

一个方框相当于一个拳头的量

菌菇类 & 海藻

☐ ☐

一个方框相当于一个拳头的量

谷物

☐ ☐

一个方框相当于一个拳头的量

根菜类蔬菜（除薯类之外）

☐

一个方框相当于一个拳头的量

---

**衰老食物**

☐ 油炸食品　　☐ 即食食品

☐ 面包　　　　☐ 加工肉

☐ 面类　　　　☐ 甜饮料

☐ 零食　　　　☐ 酒类

将水分的补给量控制在一杯左右。

61

# 第 3 周

## Day 18

| | | |
|---|---|---|
| ☀ 起床 | : | ☾ 睡觉 | : |

体重 ___ kg 　　　体脂肪率 ___ %

（ ） 状态 　☺ ☺ ☹ ☹

| 时间 | 饮食 | |
|---|---|---|
| | | |
| | | |
| | | |
| | | |
| | | |
| | | |
| | | |
| | | |
| | | |
| | | |
| | | |
| | | |
| | | |
| | | |
| | | |
| | | |
| | | |
| | | |
| | | |

| 茶点 | 理由 | 今天做得好的地方 |
|---|---|---|
| | | |

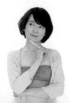

**Saori's Message** 〔表扬自己是为了让自己散发更多的光芒，所以非常重要。

62

喝水量　　　L 　　　步行　　　分钟 　　　健身　　　分钟

按摩　　　分钟 　　　沐浴　仅冲澡 · 泡澡　　　分钟

卫生间　大　　次　　小　　次 　　月经

| 健身 & 美容 |
| --- |

**今天做得不够的地方**

**美容食物**

蛋白质（肉、鸡蛋、鱼、黄豆等）

□ □ □

一个方框相当于一个拳头的量

颜色深的蔬菜

□ □ □

一个方框相当于一个拳头的量

菌菇类 & 海藻

□ □

一个方框相当于一个拳头的量

谷物

□ □

一个方框相当于一个拳头的量

根菜类蔬菜（除薯类之外）

□

一个方框相当于一个拳头的量

**衰老食物**

□ 油炸食品　　□ 即食食品

□ 面包　　　　□ 加工肉

□ 面类　　　　□ 甜饮料

□ 零食　　　　□ 酒类

请好好确认今天做得不错的事情吧。

63

# 第 3 周

## Day 19

| ☀ 起床 | : | ☾ 睡觉 | : |
|---|---|---|---|

| 🕐 体重 | kg | 体脂肪率 | % |
|---|---|---|---|

( )  状态  ☺  😐  ☹  😖

| 时间 | 饮食 | |
|---|---|---|
| | | |
| | | |
| | | |
| | | |
| | | |
| | | |
| | | |
| | | |
| | | |
| | | |
| | | |
| | | |
| | | |

| 茶点 | 理由 | 今天做得好的地方 |
|---|---|---|
| | | |
| | | |

**Saori's Message** 每天泡澡有助于提高减肥的效率。让身体暖和起来，不仅可以消除浮肿，还能

64

🥛 喝水量　　　L　　🚶 步行　　　分钟　　∞ 健身　　　　分钟

🖐🖐 按摩　　　分钟　　🛁 沐浴　仅冲澡 · 泡澡　　　　分钟

🚽 卫生间　大　　次　　小　　次　　♡ 月经

## 健身 & 美容

### 今天做得不够的地方

---

**美容食物**

蛋白质（肉、鸡蛋、鱼、黄豆等）

☐ ☐ ☐

一个方框相当于一个拳头的量

⋯⋯⋯⋯⋯⋯⋯⋯⋯⋯⋯⋯⋯⋯⋯⋯

颜色深的蔬菜

☐ ☐ ☐

一个方框相当于一个拳头的量

⋯⋯⋯⋯⋯⋯⋯⋯⋯⋯⋯⋯⋯⋯⋯⋯

菌菇类 & 海藻

☐ ☐

一个方框相当于一个拳头的量

⋯⋯⋯⋯⋯⋯⋯⋯⋯⋯⋯⋯⋯⋯⋯⋯

谷物

☐ ☐

一个方框相当于一个拳头的量

⋯⋯⋯⋯⋯⋯⋯⋯⋯⋯⋯⋯⋯⋯⋯⋯

根菜类蔬菜（除薯类之外）

☐

一个方框相当于一个拳头的量

---

**衰老食物**

☐ 油炸食品　　☐ 即食食品

☐ 面包　　　　☐ 加工肉

☐ 面类　　　　☐ 甜饮料

☐ 零食　　　　☐ 酒类

缓减压力。）

65

## 第 3 周

**Day 20**

( )

☀ 起床 ：　　　🌙 睡觉 ：

⚖ 体重 ___ kg　　体脂肪率 ___ %

状态　😊　😐　☹　😣

| 时间 | 饮食 | |
|---|---|---|
| | | |
| | | |
| | | |
| | | |
| | | |
| | | |
| | | |
| | | |
| | | |
| | | |
| | | |
| | | |
| | | |

| 茶点 | 理由 | 今天做得好的地方 |
|---|---|---|
| | | |

**Saori's Message** 如果戒不掉甜饮料，就尝试一下香草茶吧。适合自己又有益于身体的香草茶，

66

🥛 喝水量　　　L　　🚶 步行　　　分钟　　∞ 健身　　　分钟

🙌 按摩　　　分钟　　🛁 沐浴　仅冲澡 · 泡澡　　　分钟

🚽 卫生间　大　　次　　小　　次　　♡ 月经

| 健身 & 美容 |
|---|
| |

**今天做得不够的地方**

---

**美容食物**

蛋白质（肉、鸡蛋、鱼、黄豆等）

☐ ☐ ☐

一个方框相当于一个拳头的量

························

颜色深的蔬菜

☐ ☐ ☐

一个方框相当于一个拳头的量

························

菌菇类 & 海藻

☐ ☐

一个方框相当于一个拳头的量

························

谷物

☐ ☐

一个方框相当于一个拳头的量

························

根菜类蔬菜（除薯类之外）

☐

一个方框相当于一个拳头的量

**衰老食物**

☐ 油炸食品　　☐ 即食食品

☐ 面包　　　　☐ 加工肉

☐ 面类　　　　☐ 甜饮料

☐ 零食　　　　☐ 酒类

可以帮助你减少喝甜饮料的次数。

# 第 3 周

## Day 21

☀ 起床     :     ☾ 睡觉     :

体重    kg     体脂肪率    %

(    )    状态    ☺    😐    ☹    😖

| 时间 | 饮食 | |
|---|---|---|
| | | |
| | | |
| | | |
| | | |
| | | |
| | | |
| | | |
| | | |
| | | |
| | | |
| | | |
| | | |
| | | |

| 茶点 | 理由 | 今天做得好的地方 |
|---|---|---|
| | | |
| | | |

**Saori's Message** 给当天的表现打分时，不用要么 100 分，要么 0 分。平均 60~70 分

68

喝水量　　L　　　步行　　　分钟　　　健身　　　分钟

按摩　　　分钟　　　沐浴　仅冲澡　·　泡澡　　　分钟

卫生间　大　　次　小　　次　　月经

| 健身 & 美容 |
| --- |

**美容食物**

蛋白质（肉、鸡蛋、鱼、黄豆等）

☐ ☐ ☐

一个方框相当于一个拳头的量

颜色深的蔬菜

☐ ☐ ☐

一个方框相当于一个拳头的量

菌菇类 & 海藻

☐ ☐

一个方框相当于一个拳头的量

谷物

☐ ☐

一个方框相当于一个拳头的量

根菜类蔬菜（除薯类之外）

☐

一个方框相当于一个拳头的量

**今天做得不够的地方**

**衰老食物**

☐ 油炸食品　　☐ 即食食品

☐ 面包　　　　☐ 加工肉

☐ 面类　　　　☐ 甜饮料

☐ 零食　　　　☐ 酒类

就可以了。当到达 80 分时，就应该表扬自己。而只有 40 分时，也没关系。最重要的是愉快、长久地坚持下去。

# 第 3 周

## Day 22

| | | |
|---|---|---|
| ☀ 起床 | : | ☾ 睡觉 : |
| ♡ 体重 | kg | 体脂肪率 % |

( )  状态  ☺  😐  🙁  😣

| 时间 | 饮食 | |
|---|---|---|
| | | |
| | | |
| | | |
| | | |
| | | |
| | | |

| 茶点 | 理由 | 今天做得好的地方 |
|---|---|---|
| | | |

Saori's Message 〔请买一条可以确认自己尺寸的无弹性裤子。了解自己的尺寸，有助于提高减肥

🥛 喝水量　　L　　🚶 步行　　　分钟　　∞ 健身　　　　分钟

🙌 按摩　　　分钟　　🛁 沐浴　仅冲澡 · 泡澡　　　分钟

🚽 卫生间　大　　次　小　　次　　♡ 月经

| 健身 & 美容 |
|---|
| |

**今天做得不够的地方**

---

( **美容食物** )

蛋白质（肉、鸡蛋、鱼、黄豆等）

☐ ☐ ☐

一个方框相当于一个拳头的量

颜色深的蔬菜

☐ ☐ ☐

一个方框相当于一个拳头的量

菌菇类 & 海藻

☐ ☐

一个方框相当于一个拳头的量

谷物

☐ ☐

一个方框相当于一个拳头的量

根菜类蔬菜（除薯类之外）

☐

一个方框相当于一个拳头的量

( **衰老食物** )

☐ 油炸食品　　☐ 即食食品

☐ 面包　　　　☐ 加工肉

☐ 面类　　　　☐ 甜饮料

☐ 零食　　　　☐ 酒类

的动力。]

71

# 第 4 周

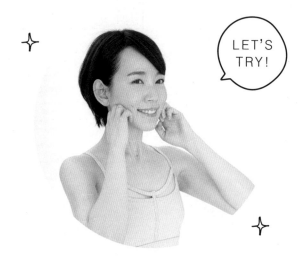

LET'S TRY!

## 集中瘦脸

　　脸最容易暴露年龄。瘦脸的关键在于提拉头皮的同时，促进淋巴循环。通过推揉或热敷，打开堵住的地方。这样一来，脸部整体的淋巴循环都会有所改善。如果脸部堆积了很多废物，或浮肿，脸就会看上去很大。所以，请通过疏通头皮到脖子的淋巴系统，塑造小脸吧。

　　按摩或运动后，脸和头皮的血液循环会更加顺畅，使得脸色更加红润，黑眼圈也淡了不少，给人留下非常年轻的印象！脸没办法遮挡，所以请重视日常的护理。

## 让脸部瞬间清爽的 淋巴按摩

请使用精油或乳液减少摩擦

从内向外，打着旋推动

1组

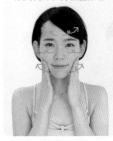

用食指、中指、无名指3根手指，像在推动淋巴一样，从脸的内侧推向外侧。最后再从耳朵后面推至锁骨处。请注意不要太用力。

## 没人注意时做的转舌运动

对瘦脸和抗衰老有很大的效果！

左右各20次×1组～不限

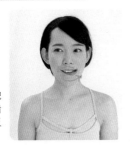

双唇合拢，把舌头抵在牙齿表面转动。反方向亦如此。

## 让胸颈更美的颈部拉伸

请注意容易暴露年龄的胸颈部位！

8个方向×3次呼吸×1组

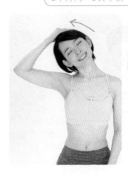

45°的方向也要拉伸

让脖子向8个方向拉伸。向后方和斜后方拉伸时，用手托着下巴，效果更佳。

## 让眼周瞬间明朗的热敷

消除眼周的浮肿，
给人以清新干净的印象

直到毛巾变冷

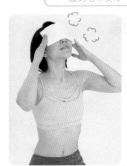

将毛巾放在微波炉中，用500~600W的功率转20~30秒。拿出来后放在眼睛上面。

⚠ 注意不要烫伤

## 消除脸部浮肿的按摩

效果立竿见影，请一定要试一下

10~30秒

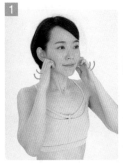

双手握拳，推压脸颊周边，不要停留在肌肤表面，要像推动肌肉一样；

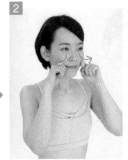

屈起食指，从鼻翼开始，经过脸颊，刮向耳朵，就像要凸显颧骨一样。

## 塑造小脸的头部按摩

刺激头皮是通往小脸的捷径

均匀地按摩10次左右

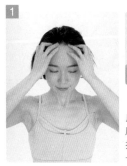

用指腹向下按压，同时像要把头发拔起来一样进行按摩；

向正上方

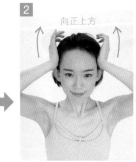

将手掌根部放在耳朵上方，然后向上提拉，并按压着头皮一路移至后脑勺。

# 偷懒日如何度过

如果每天都对自己非常严苛，那么怨气越积越多，最终会坚持不下去。所以，我每周都会安排 1 次"偷懒日"，吃点不适合减肥的食物，也会去外面用餐。

只要掌握几个要点，即便偷懒，也不会发胖。

| | |
|---|---|
| **TIPS. 1**<br>想吃的东西中午吃，<br>晚上吃易代谢食物 | 如果想吃不适合减肥的食物，请在中午吃，再通过晚饭来调节。可以随身携带粉末状的青汁或排毒茶，饭后喝。晚饭不能不吃，应充分摄取可以促进代谢的维生素、矿物质和食物纤维。让吃进去的食物不会残留到第二天。 |
| **TIPS. 2**<br>如果去外面吃，<br>就由你来选择餐厅 | 和朋友一起出去吃饭的时候，由你来选择餐厅。避开油腻菜式比较多的餐厅，以及以粉类食物为主的餐厅。选择有多种深色蔬菜或发酵食品的餐厅。在家庭餐馆这样的餐厅，建议你简单地点一份牛排。 |
| **TIPS. 3**<br>聚会菜单要严格挑选 | 在外面吃饭，往往会以衰老食物（参考 P7）为主。那要怎样才能点美容食物（参考 P6）呢？请营造一个能够自然而然地避开这些食物的环境，比如当衰老食物上来的时候，就把它放在离自己尽可能远的地方。啤酒、日本酒、甜酒也要控制。 |
| **TIPS. 4**<br>放缓吃饭的速度，<br>通过分享提高满足感 | 吃饭速度快不益于减肥，所以请跟着现场吃得最慢的人吃。可以一边聊天一边吃，也可以吃一口就放下筷子。披萨和甜品等衰老食物，不要一人一盘，要大家一起分享。 |
| **TIPS. 5**<br>不要在空腹的时候<br>去吃你喜欢的食物 | 如果你喜欢的食物不适合减肥，那么去吃之前请先吃点沙拉、醋拌凉菜、肉、鱼等。在肚子不饿的状态下去吃喜欢的食物，即便吃一点点，也可以感到很满足。 |

# 第 4 周

## Day 23

☀ 起床　　　:　　　☾ 睡觉　　　　:

⊙ 体重　　　 kg　　　体脂肪率　　　 %

（　　）　状态　　😊　😐　☹　😔

| 时间 | 饮食 | |
|---|---|---|
| | | |
| | | |
| | | |
| | | |
| | | |
| | | |
| | | |
| | | |
| | | |
| | | |
| | | |
| | | |
| | | |

| 茶点 | 理由 | 今天做得好的地方 |
|---|---|---|
| | | |
| | | |

**Saori's Message**　〔睡眠不足会导致身体倦怠，从而渴求甜食，妨碍减肥。6~8 小时的优质睡眠有

喝水量　　　L　　　步行　　　分钟　　　健身　　　分钟

按摩　　　分钟　　　沐浴　仅冲澡　·　泡澡　　　分钟

卫生间　大　　次　小　　次　　月经

| 健身 & 美容 |
|---|
| |

蛋白质（肉、鸡蛋、鱼、黄豆等）

☐ ☐ ☐

一个方框相当于一个拳头的量

颜色深的蔬菜

☐ ☐ ☐

一个方框相当于一个拳头的量

菌菇类 & 海藻

☐ ☐

一个方框相当于一个拳头的量

谷物

☐ ☐

一个方框相当于一个拳头的量

根菜类蔬菜（除薯类之外）

☐

一个方框相当于一个拳头的量

**今天做得不够的地方**

**衰老食物**

☐ 油炸食品　　☐ 即食食品

☐ 面包　　　　☐ 加工肉

☐ 面类　　　　☐ 甜饮料

☐ 零食　　　　☐ 酒类

助于打造更好的身体。

## 第 4 周

## Day 24

☀ 起床　　　　：　　　🌙 睡觉　　　　：

/　　（　　）

⚖ 体重　　　　kg　　　体脂肪率　　　%

状态　　　☺　　☺　　☹　　😐

| 时间 | 饮食 | |
|---|---|---|
| | | |
| | | |
| | | |
| | | |
| | | |
| | | |
| | | |
| | | |

| 茶点 | 理由 | 今天做得好的地方 |
|---|---|---|
| | | |
| | | |

**Saori's Message**　浮肿、脂肪团、体寒三者关系非常好。为了防止它们成为亲密无间的朋友，必

| 喝水量 L | 步行 分钟 | 健身 分钟 |

按摩 分钟　沐浴 仅冲澡 · 泡澡 分钟

卫生间 大 次 小 次 月经

## 健身 & 美容

### 美容食物

蛋白质（肉、鸡蛋、鱼、黄豆等）

☐ ☐ ☐

一个方框相当于一个拳头的量

颜色深的蔬菜

☐ ☐ ☐

一个方框相当于一个拳头的量

菌菇类 & 海藻

☐ ☐

一个方框相当于一个拳头的量

谷物

☐ ☐

一个方框相当于一个拳头的量

根菜类蔬菜（除薯类之外）

☐

一个方框相当于一个拳头的量

### 今天做得不够的地方

### 衰老食物

☐ 油炸食品　☐ 即食食品

☐ 面包　☐ 加工肉

☐ 面类　☐ 甜饮料

☐ 零食　☐ 酒类

须通过热敷、推拿等方法切断它们之间的恶性循环。

# 第 4 周

## Day 25

☀ 起床　　：　　🌙 睡觉　　：

⚖ 体重　　　kg　　体脂肪率　　　%

状态　☺　😐　☹　😔

（　　）

| 时间 | 饮食 | |
|---|---|---|
| | | |
| | | |
| | | |
| | | |
| | | |
| | | |
| | | |

| 茶点 | 理由 | 今天做得好的地方 |
|---|---|---|
| | | |

**Saori's Message**　请在日常生活中寻找在那里步行会让人心情愉悦的地方。步行是每天都要做的

喝水量　　　L　　　步行　　　分钟　　　健身　　　分钟

按摩　　　分钟　　　沐浴　仅冲澡 · 泡澡　　　分钟

卫生间　大　　次　小　　次　　月经

| 健身 & 美容 |
|---|

今天做得不够的地方

蛋白质（肉、鸡蛋、鱼、黄豆等）

□ □ □

一个方框相当于一个拳头的量

颜色深的蔬菜

□ □ □

一个方框相当于一个拳头的量

菌菇类 & 海藻

□ □

一个方框相当于一个拳头的量

谷物

□ □

一个方框相当于一个拳头的量

根菜类蔬菜（除薯类之外）

□

一个方框相当于一个拳头的量

衰老食物

□ 油炸食品　□ 即食食品

□ 面包　　　□ 加工肉

□ 面类　　　□ 甜饮料

□ 零食　　　□ 酒类

运动，所以如果步行的环境好，就能非常快乐地减肥。

81

## 第 4 周

**Day 26**

/ ( )

☀ 起床　　　　：　　　🌙 睡觉　　　　：

⏰ 体重　　　　kg　　　体脂肪率　　　　%

状态　　😊　😐　☹　😕

| 时间 | 饮食 | |
|------|------|---|
| | | |
| | | |
| | | |
| | | |
| | | |
| | | |
| | | |
| | | |
| | | |
| | | |
| | | |
| | | |
| | | |

| 茶点 | 理由 | 今天做得好的地方 |
|------|------|------------------|
| | | |

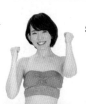

Saori's Message　　能坚持到现在，真的很了不起！你发现自己的变化了吗?

| 喝水量 | | L | 步行 | | 分钟 | 健身 | | 分钟 |
|---|---|---|---|---|---|---|---|---|

按摩　　　分钟　　沐浴　仅冲澡 · 泡澡　　　　分钟

卫生间　大　　次　小　　次　　月经

## 健身 & 美容

### 美容食物

**蛋白质（肉、鸡蛋、鱼、黄豆等）**

☐ ☐ ☐

一个方框相当于一个拳头的量

**颜色深的蔬菜**

☐ ☐ ☐

一个方框相当于一个拳头的量

**菌菇类 & 海藻**

☐ ☐

一个方框相当于一个拳头的量

**谷物**

☐ ☐

一个方框相当于一个拳头的量

**根菜类蔬菜（除薯类之外）**

☐

一个方框相当于一个拳头的量

### 今天做得不够的地方

### 衰老食物

☐ 油炸食品　　☐ 即食食品

☐ 面包　　　　☐ 加工肉

☐ 面类　　　　☐ 甜饮料

☐ 零食　　　　☐ 酒类

已经向着理想中的自己迈出一大步的你，正一步一步地接近理想中的自己哦。

## 第 4 周

**Day 27**

/ ( )

☀ 起床　　　　:　　　🌙 睡觉　　　　:

⏱ 体重　　　　kg　　　体脂肪率　　　%

状态　　😊　　😐　　🙁　　😕

| 时间 | 饮食 | |
|---|---|---|
| | | |

| 茶点 | 理由 | 今天做得好的地方 |
|---|---|---|
| | | |

**Saori's Message**　成分表中写着"植物性油脂"的坚果,是油炸的。选择坚果时,还要确认其是

84

| 喝水量 | L | 步行 | 分钟 | ∞ 健身 | 分钟 |

喝水量　　L　　步行　　　分钟　　∞ 健身　　　分钟

按摩　　　分钟　　沐浴　仅冲澡 · 泡澡　　　分钟

卫生间　大　　次　　小　　次　　♡ 月经

| 健身 & 美容 | | |

## 美容食物

蛋白质（肉、鸡蛋、鱼、黄豆等）

☐ ☐ ☐

一个方框相当于一个拳头的量

颜色深的蔬菜

☐ ☐ ☐

一个方框相当于一个拳头的量

菌菇类 & 海藻

☐ ☐

一个方框相当于一个拳头的量

谷物

☐ ☐

一个方框相当于一个拳头的量

根菜类蔬菜（除薯类之外）

☐

一个方框相当于一个拳头的量

## 衰老食物

☐ 油炸食品　　☐ 即食食品

☐ 面包　　　　☐ 加工肉

☐ 面类　　　　☐ 甜饮料

☐ 零食　　　　☐ 酒类

**今天做得不够的地方**

否使用无添加食盐。应选择非加热的，或者是烤制过的。

85

# 第 4 周

## Day 28

| 起床 | : | 睡觉 | : |

| 体重 | kg | 体脂肪率 | % |

状态　　☺　　😐　　☹　　😣

( )

| 时间 | 饮食 | |
|------|------|---|
| | | |
| | | |
| | | |
| | | |
| | | |
| | | |
| | | |
| | | |
| | | |
| | | |
| | | |
| | | |
| | | |

| 茶点 | 理由 | 今天做得好的地方 |
|------|------|------------------|
| | | |

**Saori's Message**　咖啡因从体内消失，需要花不少的时间。所以为了提高睡眠质量，下午3点过后，

| | | | | | | |
|---|---|---|---|---|---|---|
| 喝水量 | L | 步行 | 分钟 | 健身 | | 分钟 |
| 按摩 | 分钟 | 沐浴 仅冲澡 · 泡澡 | | | | 分钟 |
| 卫生间 大 次 小 次 | | 月经 | | | | |

## 健身 & 美容

## 美容食物

蛋白质（肉、鸡蛋、鱼、黄豆等）

☐ ☐ ☐

一个方框相当于一个拳头的量

颜色深的蔬菜

☐ ☐ ☐

一个方框相当于一个拳头的量

菌菇类 & 海藻

☐ ☐

一个方框相当于一个拳头的量

谷物

☐ ☐

一个方框相当于一个拳头的量

根菜类蔬菜（除薯类之外）

☐

一个方框相当于一个拳头的量

## 衰老食物

☐ 油炸食品 ☐ 即食食品

☐ 面包 ☐ 加工肉

☐ 面类 ☐ 甜饮料

☐ 零食 ☐ 酒类

### 今天做得不够的地方

请不要再摄取咖啡因了。

87

# 第 4 周

## Day 29

| | |
|---|---|
| ☀ 起床 ： | ☾ 睡觉 ： |
| ⏱ 体重 ___ kg | 体脂肪率 ___ % |

（ ） 状态 ☺ 😐 😞 😣

| 时间 | 饮食 | |
|---|---|---|
| | | |
| | | |
| | | |
| | | |
| | | |
| | | |
| | | |
| | | |
| | | |
| | | |
| | | |
| | | |

| 茶点 | 理由 | 今天做得好的地方 |
|---|---|---|
| | | |
| | | |

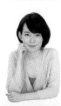

**Saori's Message** 马上就要结束了。经过这 30 天，你的饮食发生了什么样

喝水量 L　　步行 分钟　　健身 分钟

按摩 分钟　　沐浴 仅冲澡 · 泡澡 分钟

卫生间 大 次 小 次　　♡月经

| 健身 & 美容 |
|---|

**美容食物**

蛋白质（肉、鸡蛋、鱼、黄豆等）

☐ ☐ ☐

一个方框相当于一个拳头的量

颜色深的蔬菜

☐ ☐ ☐

一个方框相当于一个拳头的量

菌菇类 & 海藻

☐ ☐

一个方框相当于一个拳头的量

谷物

☐ ☐

一个方框相当于一个拳头的量

根菜类蔬菜（除薯类之外）

☐

一个方框相当于一个拳头的量

**今天做得不够的地方**

**衰老食物**

☐ 油炸食品　　☐ 即食食品

☐ 面包　　☐ 加工肉

☐ 面类　　☐ 甜饮料

☐ 零食　　☐ 酒类

的变化呢？身体会非常诚实、准确地回应我们。请开开心心地坚持下去吧。

# 第 4 周

**Day 30**

/ ( )

☀ 起床　　　：　　　🌙 睡觉　　　：

🕐 体重　　　kg　　　体脂肪率　　　%

状态　　😊　😐　☹　😫

| 时间 | 饮食 | |
|------|------|---|
| | | |
| | | |
| | | |
| | | |
| | | |
| | | |
| | | |

| 茶点 | 理由 | 今天做得好的地方 |
|------|------|------------------|
| | | |

**Saori's Message** ［ 瘦了之后不反弹的人，都是一直保持将身体喜欢的事情变成自己习惯的人。口

90

🥛 喝水量 ___ L  🚶 步行 ___ 分钟  ∞ 健身 ___ 分钟

👐 按摩 ___ 分钟  🛁 沐浴 仅冲澡 · 泡澡 ___ 分钟

🚽 卫生间 大 ___ 次 小 ___ 次  ♡ 月经

| 健身 & 美容 | 美容食物 |
|---|---|

**美容食物**

蛋白质（肉、鸡蛋、鱼、黄豆等）

☐ ☐ ☐

一个方框相当于一个拳头的量

颜色深的蔬菜

☐ ☐ ☐

一个方框相当于一个拳头的量

菌菇类 & 海藻

☐ ☐

一个方框相当于一个拳头的量

谷物

☐ ☐

一个方框相当于一个拳头的量

根菜类蔬菜（除薯类之外）

☐

一个方框相当于一个拳头的量

**今天做得不够的地方**

**衰老食物**

☐ 油炸食品　☐ 即食食品
☐ 面包　　　☐ 加工肉
☐ 面类　　　☐ 甜饮料
☐ 零食　　　☐ 酒类

头禅是"明天开始努力吧"的人，请思考一下，难道今天就没有能做的事情吗？

# 30天后的你

能够连续记录 30 天的减肥笔记，真的很了不起！
请表扬一下自己吧。
然后，再回顾一下发生变化的自己。

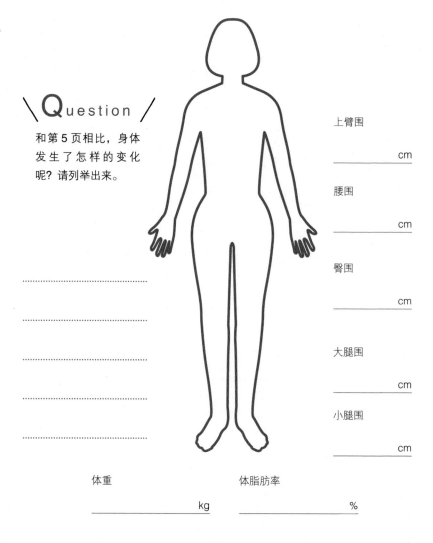

\ Question /

和第 5 页相比，身体
发生了怎样的变化
呢？请列举出来。

.......................................

.......................................

.......................................

.......................................

.......................................

上臂围

_____ cm

腰围

_____ cm

臀围

_____ cm

大腿围

_____ cm

小腿围

_____ cm

体重

_____ kg

体脂肪率

_____ %

# 保持减肥动力的诀窍

持续不断的减肥，总会有动力下降的一天。

请找到可以维持自己动力的方法，哪怕每天只做一点点，也请踏踏实实地执行下去。

### TIPS.1
确认目标

如果在不知不觉中，记笔记、运动成为了你的目标，那你就会开始讨厌减肥。"自己当初减肥时为了什么来着？"请重新确认一遍减肥的初衷，让"必须这么做"变成"我想这么做"。

### TIPS.2
思考自己想变成
什么样子

利用美图APP，把自己的照片修成理想中的样子。这时，心中自然就会涌现出"要是能变成这样就好了"的愿望。另外，你也可以看看流行杂志等，然后具体地描绘出自己想要变成的样子。

### TIPS.3
思考如何犒赏自己

减肥进展顺利的时候，请想想如何犒赏自己，美容或时尚物件都可以。在寻找自己想要的东西的过程中，你会不自觉地想要变成和你所想之物相配的样子。

### TIPS.4
见见能让你
提高动力的朋友

和努力着的朋友或充满正能量的朋友见面，你会自然而然地想："自己也要努力啊！"

### TIPS.5
创造缓减压力的
时间

精神低落时，动力也会不断降低。所以请为自己创造缓解压力的时间吧。可以去泡温泉，去美容院按摩身体，去电影院看一部让自己神清气爽的电影，去练瑜伽、步行、跑步等。让自己置身不同的环境，有助于消减郁郁不乐的情绪。

# 体重 & 体脂肪率的变化曲线

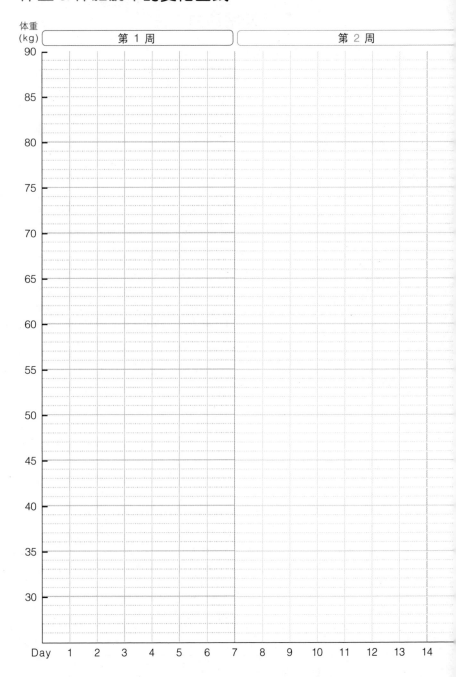

请每天都测量体重和体脂肪率，并画到下面这张图表上。

用直观的方式记录自己的变化，有助于提高动力。

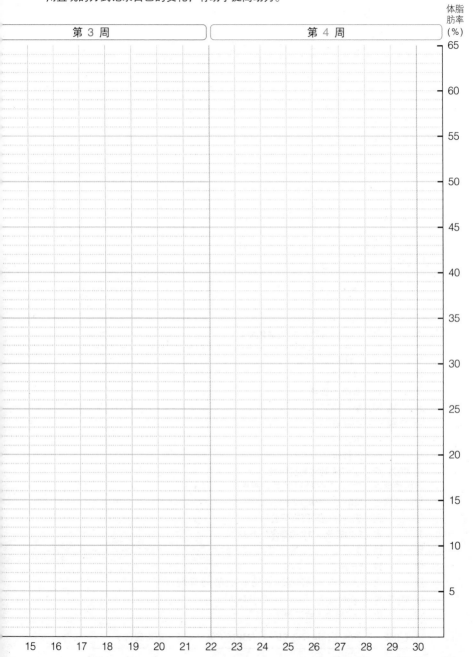

图书在版编目（ＣＩＰ）数据

记录式减肥：30天减肥笔记 /（日）本岛彩帆里著；
吴梦迪译. —— 南京：江苏凤凰文艺出版社, 2018.9
ISBN 978-7-5594-2793-9

Ⅰ.①记… Ⅱ.①本… ②吴… Ⅲ.①减肥—基本知
识 Ⅳ.①R161

中国版本图书馆CIP数据核字(2018)第194154号

- - - - - - - - - - - - - - - - - - - - - - - - - - - - - - - - - - - - - - -

"Hutoru kuse → Yaseru kuse"Tatta30nichi Kakudakede Kawareru!Kirei wo Tsukamu DietNote
© Saori Motojima & Shufunotomo Infos Co., Ltd. 2017
Originally published in Japan by Shufunotomo Infos Co., Ltd.
Translation rights arranged with Shufunotomo Co., Ltd.
Through FORTUNA Co., Ltd.

版权局著作权登记号：图字 10-2018-256


书　　　名　记录式减肥：30天减肥笔记
著　　　者　[日]本岛彩帆里
译　　　者　吴梦迪
策　　　划　快读·慢活
责 任 编 辑　姚　丽
特 约 编 辑　周晓晗
照　　　片　川岛裕子
插　　　画　矢村萌
出 版 发 行　江苏凤凰文艺出版社
出版社地址　南京市中央路165号，邮编：210009
出版社网址　http:// www.jswenyi.com
印　　　刷　天津联城印刷有限公司
开　　　本　880毫米×1230毫米　1/32
印　　　张　3
字　　　数　56千字
版　　　次　2018年9月第1版　2018年9月第1次印刷
标 准 书 号　ISBN 978-7-5594-2793-9
定　　　价　68.00元（全二册）

出现印装、质量问题，请致电 010-84775016（免费更换，邮寄到付）